EAUX MINÉRALES DE L'ALGÉRIE

(PROVINCE DE CONSTANTINE)

NOTICE SUR LES EAUX CHAUDES

DE

HAMMAM BOU-SELLAM

Près Sétif

UNE EXCURSION AUX THERMES

DE HAMMAM BOU-TALEB

Par le Dr C. ROUCHER

Pharmacien major de 1re classe,
Professeur à l'École de médecine et de pharmacie d'Alger, etc.

ALGER

IMPRIMERIE DE A. BOURGET, RUE SAINTE, NUMÉRO DEUX

Juillet 1860.

NOTICE SUR LES EAUX CHAUDES

DE

HAMMAM BOU-SELLAM

Près Sétif.

Les sources chaudes de *Hammam-Sétif*, désignées plus exactement sous le nom de *Hammam Bou-Sellam*, sont situées à environ vingt-deux kilomètres Sud-Ouest de la ville de Sétif. Le chemin qui y conduit traverse une superbe plaine, entièrement privée d'arbres ou d'arbustes, uniquement occupée par des champs de céréales ou par des prairies, et s'étendant sans interruption jusqu'au pied des montagnes du Bou-Tâleb. Cette route, large, tout-à-fait unie et très fréquentée, est en tout temps accessible aux voitures.

La contrée où se trouvent les sources passe pour l'une des plus saines et des plus fertiles de tout le pays, les terres y sont de qualité supérieure, les récoltes presque toujours riches. Enfin, les eaux elles-mêmes sont depuis longtemps en réputation parmi les Arabes qui en font grand usage.

A l'endroit d'où elles émergent, la plaine offre une dépression en forme de vallon superficiel dirigé de l'Est à l'Ouest, et dont le fond est à une trentaine de mètres au-dessous du niveau général. Ce vallon, traversé par un large ruisseau, est occupé par une belle prairie. Quelques portions en sont marécageuses ; mais l'assainissement en est merveilleusement facilité par la profondeur du lit du ruisseau qui coule à plus de trois mètres au-dessous du sol encaissant. La largeur du vallon ne dépassant pas un kilomètre, les saignées à pratiquer sur le petit nombre de points où l'eau stagne auraient une pente plus que suffisante pour as-surer le complet et rapide épuisement de ces parties. Des plantations d'arbres, tout en procurant un abri nécessaire, concourraient également au même but. Une abondante source d'eau vive et potable, placée aux confins Nord de la prairie, au bas d'une éminence atteignant brusquement le niveau de la plaine, vient compléter l'aménagement de cette localité privilégiée.

Le terrain de la plaine a été déjà déterminé par M. Renou (*Description Géologique de l'Algérie, 1848, p. 39*). « C'est, dit-il, une alluvion formée de cailloux roulés, de calcaire et de silex noirs, et d'une terre grise. Les pentes abruptes qui la dominent au Nord et au Sud sont composées de calcaires tertiaires d'eau douce blancs qui présentent quelques petites couches de marnes grises sans forme et sans consistance, alternant avec des couches de calcaire blanc cristallin ou tout-à-fait cristallisé. Au-dessus, on aperçoit les poudingues recouverts eux-mêmes par une petite couche de craie blanche friable. » Ajoutons qu'en certains endroits cette couche de craie repose sur de minces couches d'argile.

Les sources sont rapprochées de l'extrémité Est du vallon, et dans le milieu de sa largeur. Elles s'échappent du fond de véritables bassins naturels ayant jusqu'à quatre mètres de large et trois mètres de profondeur, et alimentés au moyen d'un ou deux canaux verticaux pouvant avoir un décimètre d'ouverture. Ces bassins sont creusés dans de l'argile plas-tique; le fond en est garni d'une vase légère, mêlée de dé-tritus végétaux et continuellement agitée par l'eau avec assez de lenteur. Un seul de ces bassins, large d'un demi-mètre, est au niveau du sol de la prairie et déverse son eau dans l'un des grands bassins.

Il existe au moins huit sources ainsi disposées ; mais trois seulement ont une réelle importance tant en raison de leur haute température que de leur fréquentation habituelle. Toutes communiquent entre elles par des ruisseaux assez courts aboutissant à un ruiseau commun qui se jette promptement dans le ruisseau principal de la vallée. Autour des grandes excavations, le terrain est criblé, dans un rayon de vingt à trente mètres, d'une infinité d'orifices desquels sourdent en nappe des eaux de même nature que les premières et allant s'y mêler sur différents points.

Le ruisseau commun de déversement a une profondeur moyenne de dix centimètres, en tenant compte de la diminution de cette profondeur sur les bords. Sa largeur moyenne est de cinquante centimètres, la vitesse du courant d'au moins 1/6° de mètre à la seconde ; d'où il résulte que le rendement total des sources dépasse un demi-mètre cube par minute, ou 30,000 litres par heure.

D'abondantes bulles de gaz s'élèvent avec les eaux du fond de chaque bassin. Ce gaz, tout à fait inodore, n'est pas sensiblement absorbable par la potasse ; incapable de brûler, il éteint rapidement l'allumette en ignition que l'on y plonge. Il doit donc être pris, sinon pour de l'azote pur, tout au moins pour de l'air très pauvre en oxigène. On sait qu'un semblable dégagement d'azote a été signalé pour un grand nombre de sources thermales.

L'affluence des baigneurs indigènes empêche les conferves de naître et de se rassembler dans les bassins. Un seul d'entre eux, moins accessible que les autres, est tapissé à la surface d'une couche de conferves recouvertes elles-mêmes de pellicules calcaires.

Les eaux, en s'écoulant, n'abandonnent aucun dépôt particulier.

Les eaux de Hammam Bou-Sellam, puisées au-dessus de leur vase mobile, sont d'une parfaite limpidité, sans odeur ni saveur, mais fades. Leur température élevée varie de quelques degrés, suivant qu'on l'observe dans les bassins et dans les ruisseaux, ou à certaines époques de l'année.

Cette dernière variation tient au mélange de minces filets

d'eau froide dont le volume change avec les saisons, tout en demeurant toujours très faible eu égard à la masse débitée par les sources. Le thermomètre, plongé le plus loin possible de ces petits affluents et aux endroits où l'eau semble s'élever des profondeurs avec le plus de force, marque de 52 à 54 degrés centigr. dans la source la plus chaude. Il oscille entre 47°,5 et 49° dans les autres principaux bassins. Le ruisseau d'écoulement a encore une température de 46 à 47 degrés. L'eau la plus chaude appartient au bassin recouvert de conferves, situé au Nord et en amont des autres. Le bassin le plus grand et le plus fréquenté vient après celui-ci et reçoit ses eaux ; sa température varie entre 48 et 50 degrés ; mais elle est plus habituellement de 48°,5. Les nombreux canaux qui s'ouvrent isolément au niveau de la prairie, et qui donnent naissance aux nappes ou aux ruisseaux épars, ont une température comprise entre 41 et 51 degrés. Les observations thermométriques faites à différentes heures du jour n'ont point accusé de variations sensibles à d'aussi courts intervalles.

Les eaux qui nous occupent exercent une réaction alcaline prononcée sur le papier rouge de tournesol. 100 centimètres cubes de cette eau ont neutralisé 1,5 centimètres cube d'acide sulfurique affaibli renfermant par litre 1 gramme d'acide monohydraté ; ce qui correspond à 0 gr., 016 de carbonate de soude pour 1 litre d'eau minérale. L'analyse directe a donné 0 gr. 019.

Plusieurs essais d'évaporation, sur des échantillons pris à diverses sources, ont montré que la proportion de matières salines varie peu de l'une à l'autre. Le résidu maximum, fourni par la source la plus chaude et la plus exempte d'affluents étrangers, s'est élevé, par litre, à 1 gr. 50 de sels desséchés à 100°. Le minimum a été de 1 gr. 39, comme le montre le tableau suivant :

	I.	II.	III.
Eau évaporée,...............	0 lit. 900	36 lit. 200	13 lit. 630
Résidu salin desséché à 100°.	1 gr. 250	53 gr. 000	20 gr. 600
Résidu pour 1,000.........	1 gr. 389	1 gr. 460	1 gr. 510

La quantité de matière organique a paru très faible ; aussi, ces eaux sont-elles susceptibles de se conserver longtemps sans altération notable. 20 litres d'eau, abandonnés pendant plusieurs jours dans des vases ouverts, ont laissé déposer une substance organique associée à l'oxide de fer. Cette matière, desséchée à 80°, pesait 0 gr. 320 ; soit, 0 gr. 016 pour 1,000 gr. de liquide.

Ces eaux ne sont sensiblement ni sulfureuses, ni ferrugineuses.

La détermination des principes minéralisateurs a été faite sur le plus faible des résidus provenant des évaporations précédentes. Les deux autres, de beaucoup plus considérables, étaient destinés à des recherches qui n'ont pu être poursuivies.

1 gr. 250 de résidu, desséché à 100°, et produit par évaporation de 900 grammes d'eau puisée au bassin le plus considérable et le plus en usage, ont été trouvés contenir :

	Trouvé.	Quantités pour 1,000 gr. d'eau.
Bi-carbonate de chaux......	0.130	0.144
Carbonate de soude	0.017	0.019
Sulfate de soude..........	0.275	0.306
Sulfate de chaux..........	0.346	0.384
Chlorure de sodium........	0.391	0.434
Chlorure de calcium.......	0.026	0.029
Chlorure de magnésium.....	0.024	0.027
Silice....................	0.054	0.060
Matières organiques et oxide de fer..................	0.014	0.016
Perte....................	0.013	0.014
Total.........	1.290	1.433

Le bi-carbonate de chaux existait dans la masse saline à l'état de carbonate neutre. Quant aux matières organiques ferrugineuses, elles figurent ici d'après le dosage rapporté plus haut.

Pour vérifier les principaux résultats de cette analyse, l'acide sulfurique, le chlore et la chaux ont été dosés directement sur 1,000 grammes d'eau. L'on a obtenu :

	Trouvé directement.	Quantités calculées d'après la composition précédente
Acide sulfurique...........	0.395	0.398
Chlore....................	0.321	0.302
Chaux	0.208	0.224

L'accord entre ces nombres autorise à regarder comme très approchée la composition indiquée.

Le dosage des gaz, opéré sur 1 litre 890 d'eau, a fourni en centimètres cubes, à la température de 13° centigrades et sous la pression 754 milimètres :

	Trouvé.	Quantités pour 1,000.
Acide carbonique...........	60^{cc}	31^{cc} 7
Air.......................	52	27 5

Il est à remarquer que l'acide carbonique extrait par l'ébullition représente un poids de 0 gr. 042 qui est presque exactement égal à celui déjà contenu dans le carbonate neutre de chaux du résidu, puisque les 0 gr. 100 milligr. de ce sel qu'a donnés l'analyse renferment 0 gr. 044 d'acide carbonique. Bien que ce rapport d'équivalent soit loin d'être un fait général, il n'en est pas moins digne d'intérêt et mériterait confirmation. Quoiqu'il en soit, on doit admettre que le carbonate de chaux existe ici à l'état de bi-carbonate.

Pour ne rien omettre de ce qui a été fait jusqu'à présent sur les sources de Hammam Bou-Sellam, nous devons dire qu'à la suite de notre 1re note adressée au Ministre de la guerre au sujet de ces eaux, et d'un envoi d'échantillons fait par nous peu de temps après, un rapport sur cet objet fut lu par M. O. Henry à l'Académie de Médecine (1). Ce rapport donne l'analyse de deux sources très notablement différentes par la somme totale des matières salines qu'elles renferment, et par leur composition. Il assigne en outre à ces deux sources les dénominations distinctes de *Hammam-Sétif* et de *Hammam près Sétif.* Cependant les courtes indications qu'il contient sur le terrain d'émergence et sur la thermalité se rapportent à des eaux d'une origine unique et sont précisément celles que nous avons fournies sur les eaux de Hammam Bou-Sellam. Comme il se pourrait à la rigueur qu'il y eût malgré cela aux environs de Sétif, une source thermale dont nous eussions ignoré l'existence, comme d'un autre côté notre analyse s'éloigne beaucoup de celles publiées par l'honorable et savant rapporteur de l'Académie, nous croyons utile de signaler l'incertitude qui découle aussi bien de cette divergence de résultats, que de la double dénomination affectée à des eaux appartenant peut-être à la même source (2). De nouvelles

---

(1) Bulletin de l'Académie de Médecine, 1852-53, T. 18, page 1090.

(2) Telle est la composition assignée par M. O. Henry aux eaux thermales de Sétif.

Eau 1,000 grammes.

		Source Hammam-Sétif.	Source Hammam près Sétif.
		gr.	gr.
Bi-carbonate.	de chaux	0.270	0.242
	de magnésie	0.045	
	de strontiane..	indices.	indices.
Sulfates anhydres	de chaux	0:560	0.168
	de soude (domine).	0.220	0.105
	de magnésie.		
Chlorures.	de sodium.	0.960	0.885
	de potassium	0.030	0.020
	de calcium..	0.140	0.085
	de magnésium.		
Silice, alumine..			
Fer, phosphates..			
Matière organique.		0.100	0.001
Principe arsenical.			
Iodure, douteux.			
Bromure, douteux			
	Total....	2.323	1.596

études nous semblent donc indispensables pour la complète connaissance des sources de Hammam Bou-Sellam sur lesquelles nous regrettons de n'avoir donné nous-mêmes que des renseignements suffisants, peut-être, pour en faire apprécier la valeur, mais qui laissent encore douteux bien des points que nous aurions voulu élucider. Si cette simple note a seulement pour effet d'engager à poursuivre les recherches commencées, quelques observateurs mieux placés aujourd'hui pour faire ce qui ne nous a pas été possible en 1853, nous aurons atteint le but que nous nous proposons qui est d'attirer de nouveau l'attention sur une source de haute thermalité, d'une très grande abondance, située dans un des districts les plus salubres de la province de Constantine, très accessible au milieu de terres d'une grande richesse, au voisinage d'un centre important de population civile et militaire et d'active colonisation, et offrant, par conséquent, les meilleures conditions que l'on puisse rechercher pour un établissement d'eaux minérales.

UNE EXCURSION AUX THERMES

DE

HAMMAM BOU-TALEB

On sait que Sétif est assis à la lisière d'une contrée assez tourmentée, dont les inégalités sont comme les dernières ondulations des soulèvements qui ont mis en relief le massif de la Kabylie. Au sud de cette ville toute française, bâtie sur les ruines de deux peuples, s'étend une magnifique plaine que bordent, à un horizon d'environ cinquante-six kilomètres, les cîmes dentelées du Bou-Taleb. Cette belle chaîne, riche en bois de chauffage et de construction, en mines encore peu connues et inexploitées, en nitrières jadis renommées chez les Arabes, dominant du côté du Désert toute l'étendue du Hodna, rappelle par la variété et la vigueur de la végétation qui couvre ses flancs et jusque ses plus hauts sommets, par la sévérité grandiose ou la grâce admirable de ses sites, les plus délicieuses parties des Vosges ou de la Forêt-Noire. Ajoutez à cette nature encore sauvage et inabordée de notre colonisation, le ciel africain de l'intérieur, ce ciel qui défie en pureté et en éclat ceux de Naples et d'Athènes, ajoutez-y encore l'air de notre chaude Algérie, tempéré par une élévation de douze à quinze cents mètres au-dessus des mers, par les abris d'immenses forêts, par le voisinage de crêtes suspendues de tous côtés au-dessus de profondes vallées, vous aurez devant vous le tableau à peine ébauché d'un séjour priviligié que visitent avec admiration bien des voyageurs, et où se réfugient parfois quelques fébricitants que ne rebutent ni son isolement inhospitalier, ni la pauvreté actuelle de ses ressources pour tout autre habitant que celui de la tente ou du gourbi.

C'est dans une vallée large et très encaissée du versant méridional, qu'entourent des monts escarpés, constitués par du calcaire gris compacte subordonné, dans les massifs voisins, à des couches considérables de poudingues et de grès, que se trouvent, presque dans la direction du Sud à partir de Sétif, les remarquables sources thermales dites *Hammam Bou-Tuleb*. La vallée est close au Nord par un contrefort détaché de l'axe principal de la chaîne et dont le sommet déchiqueté offre un calcaire blanc cristallisé, à grains très fins, traversé par des veines rougeâtres. Son fond est formé de couches assez puissantes de poudingues à noyaux de calcaire compacte, reliés entre eux par un ciment calco-argileux assez peu solide. On y trouve également des couches de calcaire grossier, et des blocs considérables de tuf calcaire garnis de stalactites. Sur leurs faces abritées, où l'humidité est constante, ces blocs portent un enduit salin de faible épaisseur, renfermant surtout du chlorure de sodium mélangé d'un peu de nitre.

Un cours d'eau potable, de bonne qualité, parcourt le vallon dans sa longueur, fuyant du Nord au Sud, dans un lit fortement raviné et limité d'un côté par des poudingues, de l'autre par des tufs. Les bords qu'il arrose sont couverts de jardins assez riches, cultivés par les Arabes, et où végètent vigoureusement l'amandier, la vigne, le figuier, le grenadier etc. Le sol, généralement calcaire, et parfois fortement coloré en rouge, paraît très propre à la culture de l'orge qui y vient abondamment. La terre végétale assez haute le long du ravin, se prêterait, sans nul doute, à une culture plus variée.

Vers l'extrémité Sud de ce bel amphithéâtre, à une distance d'environ trois kilomètres de la source chaude, est établi un village arabe (El-Hammam), occupé par la tribu des Ouled-

Sfian, construit en pierres, recouvert en tuiles, et dont les habitants paraissent aisés, si l'on en juge par la manière dont ils reçoivent les visiteurs, et par le très petit nombre de malades que l'on y rencontre. C'est qu'en effet, ce lieu éloigné de tout marécage, baigné par un cours d'eau abondant et rapide, abrité contre les vents du Nord et les brûlants souffles du désert, d'une fertilité notable facile à accroître par la culture, est placé dans des conditions hygiéniques exceptionnelles, qu'une bienfaisante nature semble avoir réunies auprès de la précieuse source dans des vues spécialement providentielles.

On y arrive le plus ordinairement de Sétif, à travers la plaine, par la route d'exploitation du Bou-Taleb. Cette route, magnifique jusqu'au pied de la montagne, se change, à partir de ce point, en un chemin très rude, souvent difficile aux mulets eux-mêmes. Mais il existe un chemin beaucoup moins accidenté, suivant la plaine un peu plus à l'Est que le précédent, en passant par Aïn-Hazel et le Tenia-Regnia. La première route a environ soixante-huit kilomètres ; la seconde est un peu plus longue.

Les sources chaudes sont à quatre ou cinq cents mètres de l'extrémité Nord de la vallée, et à environ trois cents mètres du pied du chaînon qui la borne à l'Ouest. Le ravin et le ruisseau d'eau potable qui le suit en sont distants d'à-peu-près deux cents mètres à l'Est. L'eau se fait jour au niveau du sol par des canaux verticaux qui atteignent jusqu'à un décimètre d'ouverture. Ces derniers, au nombre de huit, sont loin d'avoir tous la même importance. Cinq d'entre eux alimentent, à proprement parler, la source, se divisant eux-mêmes en deux groupes principaux qui donnent naissance à deux bassins séparés l'un de l'autre par un espace de quarante à cinquante mètres. Les deux sources secondaires sont situées sur une ligne orientée presqu'exactement de l'Est à l'Ouest, ce qui permet de les distinguer en source de l'Est, la plus rapprochée du ravin, et source de l'Ouest, plus voisine de la montagne. Les trois autres canaux n'ont qu'une importance tout à fait secondaire ; l'eau qu'ils fournissent est presque dormante, et se confond, à la sortie même, avec l'eau venue des sources principales.

La source de l'Est reçoit son eau par trois canaux qui s'ouvrent à un demi-mètre les uns des autres, au sommet d'une très légère élévation de terrain, légèrement excavée en forme de bassin, d'un ou deux décimètres de profondeur. De là, l'eau se partage en deux ruisseaux assez courts, dont l'un coule au Sud, et dont l'autre, se dirigeant à l'Ouest, va rejoindre le ruisseau de déversement de l'autre source. Sur le trajet du premier ruisseau, et à huit mètres de cette source, qui est plus fréquentée, les Arabes ont pratiqué un petit bassin, abrité par un gourbi, et où l'on peut se plonger jusqu'à mi-jambe. L'eau contourne ensuite le gourbi au Sud, et va se jeter dans le ravin.

Deux autres bassins artificiels non abrités, au Nord de la source de l'Est, ayant chacun au moins quatre mètres de diamètre, et alimentés tant par le ruisseau de l'Ouest que par la seconde source, paraissent aujourd'hui sans usage.

La source de l'Ouest tire son origine de deux canaux largement ouverts dans une dépression du sol, surmontée au Nord de blocs de calcaire gris compacte. Les deux canaux, distants d'environ un mètre, donnent naissance, sur l'étendue de la dépression commune, à deux petits bassins de 0^m, 50, dont les produits d'écoulement se rassemblent en un ruisseau unique, ayant 0^m, 50 de large et 0^m, 08 de profondeur moyenne. Ce ruisseau, qui court directement de l'Est à l'Ouest, va rejoindre celui de la source précédente.

Trois ruisseaux dirigés parallèlement à l'Est, et espacés entre eux d'environ trente à quarante mètres, terminent le réseau formé autour du gourbi par les ruisseaux qui viennent d'être décrits et par d'autres secondaires, pour se rendre en ligne droite dans le ravin.

Les eaux du Hammam Bou-Taleb ont une température

constante de 53° centigr. La température des deux sources, observée le 28 mai 1853, à huit heures du matin, à midi et à cinq heures du soir, n'a pas sensiblement varié. Le thermomètre marquait à l'air 12° centigr. le matin, 18° à midi, 20° à cinq heures du soir. Le temps, qui avait été pluvieux et couvert jusqu'à neuf heures, ne s'était éclairci qu'au milieu de la journée. La température des eaux décroît rapidement à la sortie de la source. Le matin, l'eau du gourbi, à huit mètres de son lieu d'émergence, ne marquait que 48° 5; celle d'un des ruisseaux terminaux, à vingt mètres de la source de l'Est, 48°; celle du ruisseau d'écoulement de la source de l'Ouest, à vingt mètres de celle-ci, 46°.

L'abondance des eaux est considérable. Les deux sources réunies ne débitent pas moins de 1,000 à 1,200 litres par minute. Celle de l'Ouest paraît plus forte que l'autre.

L'eau semble posséder la même qualité dans les deux sources : limpidité parfaite, odeur et saveur nulles, absence complète de dégagement gazeux et d'un dépôt quelconque au fond des bassins ou des ruisseaux de déversement. A sa sortie de terre, elle coule d'abord sur un gravier calcaire, qu'elle entraîne de temps à autre des couches inférieures dans son courant ascensionnel. Le long des ruisseaux, se voient, là où elle est douée de toute sa vitesse, des conferves d'un beau vert ; partout où elle est moins rapide ou stagnante, les conferves, toujours vertes en-dessous, sont revêtues à leur surface aérienne, d'une croûte jaunâtre, ocreuse, où se distinguent des plaques tout-à-fait blanches insipides de carbonate et de sulfate de chaux. Le même sédiment blanc jaunâtre tapisse les parois des ruisseaux où l'eau ne s'avance qu'avec lenteur ou qu'elle a abandonnés.

Ayant eu pour seule mission de visiter les sources et d'en recueillir les produits, nous regrettons de ne pouvoir indiquer la composition des eaux chaudes du Bou-Taleb, et de ne présenter, sur ce point si intéressant de leur histoire, que des données qualitatives incomplètes. Ces eaux ne se troublent pas par l'ébullition, ni après leur refroidissement. Elles n'exercent sur le papier de tournesol aucune réaction acide ou alcaline. L'oxalate d'ammoniaque et le chlorure de barium les précipitent très notablement. L'azotate acide d'argent y produit un dépôt très abondant de chlorure. Le sulfhydrate d'ammoniaque, le ferro-cyanure de potassium n'y développent pas de coloration appréciable.

770 gr. d'eau évaporée ont fourni un résidu salin qui, desséché à 100°, pesait 2 gr. 6; ce qui donne, par litre, un poids de 2 gr. 96 de substances solides. Tout porte donc à croire que ces eaux, assez fortement chargées de chlorures et de sulfates probablement alcalins et terreux, doivent être classées parmi les eaux thermales chlorurées mixtes.

Lorsque les vastes et riches plaines des R'iras, entre Sétif et le Bou-Taleb, du Hodna entre cette même chaîne et le désert, auront été envahies par les progrès de notre colonisation, les hautes régions qui les séparent deviendront accessibles à leur tour aux populations européennes. De gais villages animeront la séduisante solitude de ces montagnes, auxquelles ne manquent que les voies de communication pour porter au loin les trésors de leurs forêts. Alors les eaux de Hammam Bou-Taleb seront avidement recherchées, autant pour les vertus thérapeutiques dont sont garantes leur haute thermalité et leur forte minéralisation, que pour les heureuses conditions climatériques de la contrée qui les possède.

Vienne ce temps prospère, et l'on nous pardonnera d'avoir aussi longuement insisté sur la description de cette nouvelle station hydrologique.

www.ingramcontent.com/pod-product-compliance
Lightning Source LLC
Chambersburg PA
CBHW050741070726
47597CB00009B/4023